U0335348

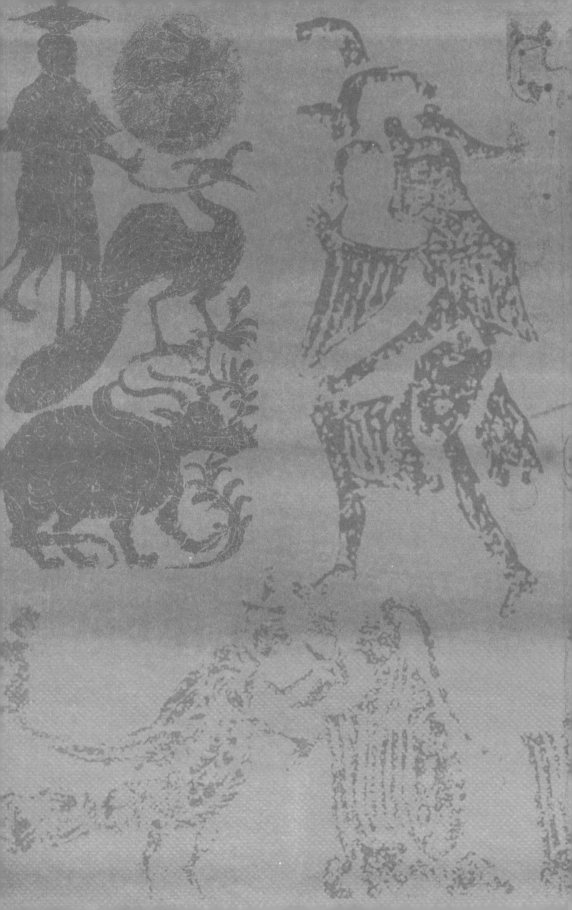

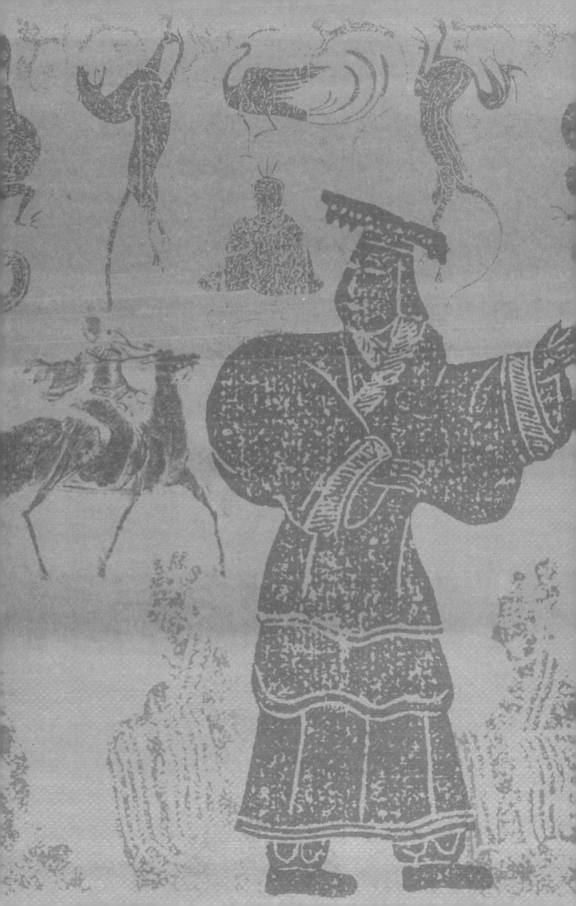

中国古医籍整理丛书

分类草药性

清·无名氏 编

刘训红 吴昌国 邬家林 许 虎 校注

中国中医药出版社

·北 京·

图书在版编目（CIP）数据

分类草药性/（清）无名氏编；刘训红等校注．—北京：中国中医药出版社，2016.11

（中国古医籍整理丛书）

ISBN 978 - 7 - 5132 - 3276 - 0

Ⅰ.①分…　Ⅱ.①无…②刘…　Ⅲ.①中药性味 - 中国 - 清代　Ⅳ.①R285.1

中国版本图书馆 CIP 数据核字（2016）第 071974 号

中国中医药出版社出版

北京市朝阳区北三环东路 28 号易亨大厦 16 层

邮政编码　100013

传真　010 64405750

保定市中画美凯印刷有限公司印刷

各地新华书店经销

*

开本 710×1000　1/16　印张 7.5　字数 28 千字

2016 年 11 月第 1 版　2016 年 11 月第 1 次印刷

书　号　ISBN 978 - 7 - 5132 - 3276 - 0

*

定价　25.00 元

网址　www.cptcm.com

社长热线　010 64405720

购书热线　010 64065415　010 64065413

微信服务号　zgzyycbs

书店网址　csln.net/qksd/

官方微博　http://e.weibo.com/cptcm

淘宝天猫网址　http://zgzyycbs.tmall.com

国家中医药管理局
中医药古籍保护与利用能力建设项目
组织工作委员会

主 任 委 员 王国强

副 主 任 委 员 王志勇　李大宁

执 行 主 任 委 员 曹洪欣　苏钢强　王国辰　欧阳兵

执行副主任委员 李　昱　武　东　李秀明　张成博

委　　　　员

各省市项目组分管领导和主要专家

（山东省）武继彪　欧阳兵　张成博　贾青顺

（江苏省）吴勉华　周仲瑛　段金廞　胡　烈

（上海市）张怀琼　季　光　严世芸　段逸山

（福建省）阮诗玮　陈立典　李灿东　纪立金

（浙江省）徐伟伟　范永升　柴可群　盛增秀

（陕西省）黄立勋　呼　燕　魏少阳　苏荣彪

（河南省）夏祖昌　刘文第　韩新峰　许敬生

（辽宁省）杨关林　康廷国　石　岩　李德新

（四川省）杨殿兴　梁繁荣　余曙光　张　毅

各项目组负责人

王振国（山东省）　王旭东（江苏省）　张如青（上海市）

李灿东（福建省）　陈勇毅（浙江省）　焦振廉（陕西省）

蔡永敏（河南省）　鞠宝兆（辽宁省）　和中浚（四川省）

前 言

　　中医药古籍是传承中华优秀文化的重要载体，也是中医学传承数千年的知识宝库，凝聚着中华民族特有的精神价值、思维方法、生命理论和医疗经验，不仅对于传承中医学术具有重要的历史价值，更是现代中医药科技创新和学术进步的源头和根基。保护和利用好中医药古籍，是弘扬中国优秀传统文化、传承中医学术的必由之路，事关中医药事业发展全局。

　　1949 年以来，在政府的大力支持和推动下，开展了系统的中医药古籍整理研究。1958 年，国务院科学规划委员会古籍整理出版规划小组在北京成立，负责指导全国的古籍整理出版工作。1982 年，国务院古籍整理出版规划小组召开全国古籍整理出版规划会议，制定了《古籍整理出版规划（1982—1990）》，卫生部先后下达了两批 200 余种中医古籍整理任务，掀起了中医古籍整理研究的新高潮，对中医文化与学术的弘扬、传承和发展，发挥了极其重要的作用，产生了不可估量的深远影响。

　　2007 年《国务院办公厅关于进一步加强古籍保护工作的意见》明确提出进一步加强古籍整理、出版和研究利用，以及

"保护为主、抢救第一、合理利用、加强管理"的方针。2009年《国务院关于扶持和促进中医药事业发展的若干意见》指出，要"开展中医药古籍普查登记，建立综合信息数据库和珍贵古籍名录，加强整理、出版、研究和利用"。《中医药创新发展规划纲要（2006—2020)》强调继承与创新并重，推动中医药传承与创新发展。

2003~2010年，国家财政多次立项支持中国中医科学院开展针对性中医药古籍抢救保护工作，在中国中医科学院图书馆设立全国唯一的行业古籍保护中心，影印抢救濒危珍本、孤本中医古籍1640余种；整理发布《中国中医古籍总目》；遴选351种孤本收入《中医古籍孤本大全》影印出版；开展了海外中医古籍目录调研和孤本回归工作，收集了11个国家和2个地区137个图书馆的240余种书目，基本摸清流失海外的中医古籍现状，确定国内失传的中医药古籍共有220种，复制出版海外所藏中医药古籍133种。2010年，国家财政部、国家中医药管理局设立"中医药古籍保护与利用能力建设项目"，资助整理400余种中医药古籍，并着眼于加强中医药古籍保护和研究机构建设，培养中医古籍整理研究的后备人才，全面提高中医药古籍保护与利用能力。

在此，国家中医药管理局成立了中医药古籍保护和利用专家组和项目办公室，专家组负责项目指导、咨询、质量把关，项目办公室负责实施过程的统筹协调。专家组成员对古籍整理研究具有丰富的经验，有的专家从事古籍整理研究长达70余年，深知中医药古籍整理研究的重要性、艰巨性与复杂性，履行职责认真务实。专家组从书目确定、版本选择、点校、注释等各方面，为项目实施提供了强有力的专业指导。老一辈专家的学术水平和智慧，是项目成功的重要保证。项目承担单位山东中医药大学、南京中医药大学、上海中医药大学、福建中医药大学、浙江省中医药研究院、陕西省中医药研究院、河南省中医药研究院、辽宁中医药大学、成都中医药大学及所在省市中医药管理部门精心组织，充分发挥区域间互补协作的优势，并得到承担项目出版工作的中国中医药出版社大力配合，全面推进中医药古籍保护与利用网络体系的构建和人才队伍建设，使一批有志于中医学术传承与古籍整理工作的人才凝聚在一起，研究队伍日益壮大，研究水平不断提高。

本着"抢救、保护、发掘、利用"的理念，该项目重点选择近60年未曾出版的重要古医籍，综合考虑所选古籍的保护价值、学术价值和实用价值。400余种中医药古籍涵盖了医经、基础理论、诊法、伤寒金匮、温病、本草、方书、内科、外科、女科、儿科、伤科、眼科、咽喉口齿、针灸推拿、养生、医案医话医论、医史、临证综合等门类，跨越唐、宋、金元、明以迄清末。全部古籍均按照项目办公室组织完成的行业标准《中医古籍整理规范》及《中医药古籍整理细则》进行整理校注，绝大多数中医药古籍是第一次校注出版，一批孤本、稿本、抄本更是首次整理面世。对一些重要学术问题的研究成果，则集中收录于各书的"校注说明"或"校注后记"中。

"既出书又出人"是本项目追求的目标。近年来，中医药古籍整理工作形势严峻，老一辈逐渐退出，新一代普遍存在整理研究古籍的经验不足、专业思想不坚定等问题，使中医古籍整理面临人才流失严重、青黄不接的局面。通过本项目实施，搭建平台，完善机制，培养队伍，提升能力，经过近5年的建设，锻炼了一批优秀人才，老中青三代齐聚一堂，有效地稳定了研究队伍，为中医药古籍整理工作的开展和中医文化与学术的传承提供必备的知识和人才储备。

本项目的实施与《中国古医籍整理丛书》的出版，对于加强中医药古籍文献研究队伍建设、建立古籍研究平台，提高古籍整理水平均具有积极的推动作用，对弘扬我国优秀传统文化，推进中医药继承创新，进一步发挥中医药服务民众的养生保健与防病治病作用将产生深远影响。

第九届、第十届全国人大常委会副委员长许嘉璐先生，国家卫生计生委副主任、国家中医药管理局局长、中华中医药学会会长王国强先生，我国著名医史文献专家、中国中医科学院马继兴先生在百忙之中为丛书作序，我们深表敬意和感谢。

由于参与校注整理工作的人员较多，水平不一，诸多方面尚未臻完善，希望专家、读者不吝赐教。

国家中医药管理局中医药古籍保护与利用能力建设项目办公室

二〇一四年十二月

许 序

"中医"之名立，迄今不逾百年，所以冠以"中"字者，以别于"洋"与"西"也。慎思之，明辨之，斯名之出，无奈耳，或亦时人不甘泯没而特标其犹在之举也。

前此，祖传医术（今世方称为"学"）绵延数千载，救民无数；华夏屡遭时疫，皆仰之以度困厄。中华民族之未如印第安遭染殖民者所携疾病而族灭者，中医之功也。

医兴则国兴，国强则医强。百年运衰，岂但国土肢解，五千年文明亦不得全，非遭泯灭，即蒙冤扭曲。西方医学以其捷便速效，始则为传教之利器，继则以"科学"之冕畅行于中华。中医虽为内外所夹击，斥之为蒙昧，为伪医，然四亿同胞衣食不保，得获西医之益者甚寡，中医犹为人民之所赖。虽然，中国医学日益陵替，乃不可免，势使之然也。呜呼！覆巢之下安有完卵？

嗣后，国家新生，中医旋即得以重振，与西医并举，探寻结合之路。今也，中华诸多文化，自民俗、礼仪、工艺、戏曲、历史、文学，以至伦理、信仰，皆渐复起，中国医学之兴乃属必然。

迄今中医犹为国家医疗系统之辅，城市尤甚。何哉？盖一则西医赖声、光、电技术而于20世纪发展极速，中医则难见其进。二则国人惊羡西医之"立竿见影"，遂以为其事事胜于中医。然西医已自觉将入绝境：其若干医法正负效应相若，甚或负远逾于正；研究医理者，渐知人乃一整体，心、身非如中世纪所认定为二对立物，且人体亦非宇宙之中心，仅为其一小单位，与宇宙万象万物息息相关。认识至此，其已向中国医学之理念"靠拢"矣，虽彼未必知中国医学何如也。唯其不知中国医理何如，纯由其实践而有所悟，益以证中国之认识人体不为伪，亦不为玄虚。然国人知此趋向者，几人？

国医欲再现宋明清高峰，成国中主流医学，则一须继承，一须创新。继承则必深研原典，激清汰浊，复吸纳西医及我藏、蒙、维、回、苗、彝诸民族医术之精华；创新之道，在于今之科技，既用其器，亦参照其道，反思己之医理，审问之，笃行之，深化之，普及之，于普及中认知人体及环境古今之异，以建成当代国医理论。欲达于斯境，或需百年欤？予恐西医既已醒悟，若加力吸收中医精粹，促中医西医深度结合，形成21世纪之新医学，届时"制高点"将在何方？国人于此转折之机，能不忧虑而奋力乎？

予所谓深研之原典，非指一二习见之书、千古权威之作；就医界整体言之，所传所承自应为医籍之全部。盖后世名医所著，乃其秉诸前人所述，总结终生行医用药经验所得，自当已成今世、后世之要籍。

盛世修典，信然。盖典籍得修，方可言传言承。虽前此50余载已启医籍整理、出版之役，惜旋即中辍。阅20载再兴整理、出版之潮，世所罕见之要籍千余部陆续问世，洋洋大观。

今复有"中医药古籍保护与利用能力建设"之工程，集九省市专家，历经五载，董理出版自唐迄清医籍，都 400 余种，凡中医之基础医理、伤寒、温病及各科诊治、医案医话、推拿本草，俱涵盖之。

噫！璐既知此，能不胜其悦乎？汇集刻印医籍，自古有之，然孰与今世之盛且精也！自今而后，中国医家及患者，得览斯典，当于前人益敬而畏之矣。中华民族之屡经灾难而益蕃，乃至未来之永续，端赖之也，自今以往岂可不后出转精乎？典籍既蜂出矣，余则有望于来者。

谨序。

第九届、十届全国人大常委会副委员长

许嘉璐

二〇一四年冬

王 序

　　中医学是中华民族在长期生产生活实践中，在与疾病作斗争中逐步形成并不断丰富发展的医学科学，是中国古代科学的瑰宝，为中华民族的繁衍昌盛作出了巨大贡献，对世界文明进步产生了积极影响。时至今日，中医学作为我国医学的特色和重要医药卫生资源，与西医学相互补充、相互促进、协调发展，共同担负着维护和促进人民健康的任务，已成为我国医药卫生事业的重要特征和显著优势。

　　中医药古籍在存世的中华古籍中占有相当重要的比重，不仅是中医学术传承数千年最为重要的知识载体，也是中医为中华民族繁衍昌盛发挥重要作用的历史见证。中医药典籍不仅承载着中医的学术经验，而且蕴含着中华民族优秀的思想文化，凝聚着中华民族的聪明智慧，是祖先留给我们的宝贵物质财富和精神财富。加强对中医药古籍的保护与利用，既是中医学发展的需要，也是传承中华文化的迫切要求，更是历史赋予我们的责任。

　　2010年，国家中医药管理局启动了中医药古籍保护与利用能力建设项目。这既是传承中医药的重要工程，也是弘扬优秀民族文化的重要举措，不仅能够全面推进中医药的有效继承和创新发展，为维护人民健康做出贡献，也能够彰显中华民族的璀璨文化，为实现中华民族伟大复兴的中国梦作出贡献。

相信这项工作一定能造福当今，嘉惠后世，福泽绵长。

国家卫生和计划生育委员会副主任

国家中医药管理局局长

中华中医药学会会长

王国强

二〇一四年十二月

马 序

新中国成立以来，党和国家高度重视中医药事业发展，重视古籍的保护、整理和研究工作。自1958年始，国务院先后成立了三届古籍整理出版规划小组，分别由齐燕铭、李一氓、匡亚明担任组长，主持制订了《整理和出版古籍十年规划（1962—1972）》《古籍整理出版规划（1982—1990）》《中国古籍整理出版十年规划和"八五"计划（1991—2000）》等，而第三次规划中医药古籍整理即纳入其中。1982年9月，卫生部下发《1982—1990年中医古籍整理出版规划》，1983年1月，中医古籍整理出版办公室正式成立，保证了中医古籍整理出版规划的实施。2002年2月，《国家古籍整理出版"十五"（2001—2005）重点规划》经新闻出版署和全国古籍整理出版规划领导小组批准，颁布实施。其后，又陆续制定了国家古籍整理出版"十一五"和"十二五"重点规划。国家财政多次立项支持中国中医科学院开展针对性中医药古籍抢救保护工作，文化部在中国中医科学院图书馆专门设立全国唯一的行业古籍保护中心，国家先后投入中医药古籍保护专项经费超过3000万元，影印抢救濒危珍、善、孤本中医古籍1640余种，开展了海外中医古籍目录调研和孤本回归工作。2010年，国家财政部、国家中医药管理局安排国家公共卫生专项资金，设立了"中医药古籍保护与利用能力建设项目"，这是继1982～1986年第一批、第二批重要中医药古籍整理之后的又一次大规模古籍整理工程，重点整理新中国成立后未曾出版的重要古籍，目标是形成并普及规范的通行本、传世本。

为保证项目的顺利实施，项目组特别成立了专家组，承担咨询和技术指导，以及古籍出版之前的审定工作。专家组中的许多成员虽逾古稀之年，但老骥伏枥，孜孜不倦，不仅对项目进行宏观指导和质量把关，更重要的是通过古籍整理，以老带新，言传身教，培养一批中医药古籍整理研究的后备人才，促进了中医药古籍保护和研究机构建设，全面提升了我国中医药古籍保护与利用能力。

作为项目组顾问之一，我深感中医药古籍保护、抢救与整理工作的重要性和紧迫性，也深知传承中医药古籍整理经验任重而道远。令人欣慰的是，在项目实施过程中，我看到了老中青三代的紧密衔接，看到了大家的坚持和努力，看到了年轻一代的成长。相信中医药古籍整理工作的将来会越来越好，中医药学的发展会越来越好。

欣喜之余，以是为序。

中国中医科学院研究员

马继兴

二〇一四年十二月

校注说明

　　《分类草药性》，原名《草药性》，原书未著作者，应是历代民间医生经验经多人之手逐渐汇集而成。从收集到的版本来看，最早的是清光绪丙午年（1906）重庆文华堂刻本《草药性》。而《分类草药性》在《草药性》的基础上删除了一些重复条目，调整了分类顺序等，主要内容基本不变，最早的版本为宣统三年（1911）诚德堂刻本。

　　本书简要记述了四百多味药的药性、主治和用法。并不像大多数本草专著那样详尽论述性味、归经、升降浮沉、毒性、禁忌等，而是从民间的实用角度来论述药性和主治，药味的别名及主治皆具有四川地区特色。本书在四川地区流传很广，1971 年四川人民出版社出版的《四川常用中草药》中记载的大量中草药别名和主治与本书相符，可见本书作为四川地区的草药专著影响深远。本书收录的全部为民间使用的草药，基本覆盖了四川常用中草药的种类和民间用药经验，而没有四川传统的大宗中药，还收载了一些其他本草书籍中未见的药物。

　　此书版本众多，从内容和结构来看，《分类草药性》是以《草药性》为蓝本的加工本，故《草药性》对于《分类草药性》的整理研究也很有意义。此次整理共收集到《草药性》的三个版本和《分类草药性》的四个版本，具体如下：

　　①清光绪丙午年（1906）重庆文华堂刻本《草药性》（简

称甲本）。

②清宣统三年（1911）诚德堂藏版《分类草药性》（简称乙本）。

③民国三年（1914）泸州治宝堂新版《草药性》（简称丙本）。

④民国七年（1918）成都博文堂藏版《分类草药性》（简称丁本）。

⑤民国九年（1920）抄光绪年新刻本（重庆王万山纂写新版）《草药性》（简称戊本）。

⑥民国二十一年（1932）吕文明、吕文滨藏版《分类草药性》（简称己本）。

⑦民国二十八年（1939）新刊成都博文堂藏版《分类草药性》（简称庚本）。

其中乙本是《分类草药性》最早的本子，刊刻相对精美，内容完整。本次校注以乙本为底本，甲本为主校本，其余为参校本。版本中甲、丙、戊本封面都有"天宝神方"字样，丁本则直接将《天宝本草》和《分类草药性》合订成一本。从内容上看《天宝本草》和《分类草药性》有很多一致的地方，故选用《天宝本草》为他校本。

具体校注原则如下：

1. 将繁体字竖排改为简体字横排，并加标点。

2. 部分中医文献专用的异体字，视情形予以保留，不出注。其他径改，不出注。

3. 通假字保留原字，首见出注。部分中医文献习用而含义明确的通假字，不出注。

4. 书中的生僻字词首见出注。

5. 书中药名如"稀莶草""木浆子根"等，尽量保持原貌。药物性味多有混乱，为保持原貌，尽量不做修改，酌情出注。

目 录

藤 类

风 类

杂　药

草　类①

马蹄草

一名地逢②草。治肺火咳嗽，开心气，肾虚③，治耳鸣，消肿，五淋，发表，敷疮毒。

夏枯草

治疡子④，散诸毒，去风火诸疮⑤，兼除目疾。

车前草

治疡子，去毒热，利水清火，通利小便，能止血痢症，消肿，补肾，明目。味甘，寒，无毒。

酸浆草

去瘀血，生新血，跌打消肿。一名酸酸草。截疟塞鼻；酒炒敷鱼口治红白痢症。

华头草

去风火，消毒肿、疔疮，散瘀血。性辛烈，有毒。一

---

　　①　草类：原作"草药性上卷"，全书实未分卷，据全书结构改。书末作"草药性上卷终"，删去。

　　②　逢：甲本、丙本、戊本均作"蓬"，义胜。

　　③　肾虚：该处据文意应为"治肾虚"。后仿此。

　　④　疡子：原作"痒子"，"痒"同"疡"。疡子，泛指疮。书中表达瘙痒用"痒"字，如"千脚虫"条。后文径改。

　　⑤　去风火诸疮：甲、丙、戊本作"去风散肿"。

名地黄瓜。

蛇衔草

性寒，味甘，平，无毒。解蛇伤，涂肿疮。

荔枝草

一名癞虾蟆。性辛温，香。治一切久年癞疮。用叶洗①痔疮、痒疮；研末调香油搽鼻虫。

伸筋草

治筋骨疼痛，风湿麻木，转筋，痧②气。

辣子草

一名鸭脚板，一名野芹菜。性热，味苦，有毒。治一切恶疮，包鱼口的良药。外治蛇咬。熬酒，渣③敷疮毒。

琏环草

治疬子，散疮毒，解烦热。

藤萝草

一名追罗。性温，味甜。治一切跌打损伤，风湿麻木，消肿，散瘀血。去心，有小毒。

---

① 洗：此下原衍"一"字，据文意删。
② 痧：原字漫漶不清，据己本补。甲、戊本作"里"，丙本作"理"，庚本作"疝"。
③ 渣：原作"渲"，据甲、丙、戊本改。

狗尾草

治疮毒，咳嗽，通经散寒。

过江草

一名两头草，又名乌龙毛，又名三月泡①。跌打损伤，肝肾要药第一。

龙头草

一名龙牙草，又名黄草，又名寸八节。凡生必有双根。五叶七叶者治吐血②，痧症要药。味温，无毒。

堑头草

一名绊根草。扁者白根须，可用；圆③者，无用，生水气。甜，可单用。治跌打损伤，破皮止血。清明后发，十月即枯。

益母草

去瘀血生新血，补虚可用。妇科要药。一名扒骨风，便是。

合欢草

一名茸④花枝，又名合树。治跌打损伤，消瘰疬。花

---

① 泡：原作"汜"，据甲、丙、戊本改。
② 吐血：原作"血吐"，据甲、丙、戊本乙正。
③ 圆：原作"围"，据文意改。
④ 茸：疑为"茸"之误。丙本作"豆"。

草
类

三

能清心明目。

芦茹草

专①治妇女经闭，同乌贼骨研末，雀卵为丸如豆大，空心服送五丸。

老鹳草

一名天罡草。治一切风湿麻木，疼痛筋骨，左瘫右痪，泡酒服下。

苍耳草

治风湿麻木。根去风热，子治眼科疮毒。味辛，透脑膃②。治一切头风，酒炒黄用。

香茹草

一名癍③子草，又名野荆芥。治痧症霍乱，解毒闭暑热。

蛇④芽草

打毒，洗眼，并疮毒，涂无名毒，治疡子。

合掌草

一名踞⑤水草，又名蛇喳口。解一切蛇虫毒，清水止

---

① 专：原文作"端"，甲、丙、戊本作"峝"。峝，同专，据改。后文径改。

② 膃：疑为"壳"之误。

③ 癍，疑为"痱"之误。

④ 蛇：疑为"蛇"之误。南蛇风条同。

⑤ 踞：原字漫漶不清，据甲、丙、戊本补。

泻泄①，刀伤用俱良。

剪刀草

一名水苧荠。治蛇伤，敷一切恶毒疮。

丁郎草

一名丁树皮。专治男子失红吐血②，丹田腹胀，女子月事不对期。

了子草

性温，味苦③。散痧症出癍，生羊④毛疮。又能散血消肿。

笔同草⑤

一名眉毛草，又名土木贼。味咸⑥，性凉。男子平胃火，补妇人血气。

香　草

一名官猫鱼。性温。专治一切酒肿气痛，并消瘀血⑦。

---

① 清水止泻泄：疑应作"止清水泻泄"。

② 失红吐血：甲、丙、戊本作"失血吐红"。

③ 性温味苦：原作"性苦味温"，据文意改。

④ 羊：原作"痒"，据文意改。三皮风条同。

⑤ 笔同草：甲、丙、戊本作"鼻孔草"。《＜分类草药性＞药物的基原考订（一）》改作"笔筒草"，录之供考。

⑥ 味咸：原作"味寒"，据文意改。文中多处出现"寒""咸"混用，后文径改。

⑦ 酒肿……消瘀血：甲本作"一今（遗精）女子崩代（带）"六字。

还魂草

一名缵龙草①，又名卷柏。治跌打损伤，行气。炒黑，止吐血。

虎牙草

一名小山萝卜②。性甜。治女病，补气血，男补水。

虎耳草

味辛，性寒。能治咳嗽，清肺热，疗风疹丹毒。其汁治耳痛。

西游草

性辛温，味苦咸。治五劳七伤，吐血，女人红崩白带，治红白痢症③。

远志草

性热。走表散寒，治头风，开胃进食。名神沙草。

奶浆草

一名珍珠草，一名莲④米草。下乳，又治痢疾水血，治红白崩带。

---

① 缵龙草：甲本作"土龙草"。
② 萝卜：此下原衍"卜"字，据文意删。
③ 症：甲、丙、戊本作"疾"。
④ 莲：甲本作"连"。

金佛草^①

一名白芷胡。味咸，性平。治盐咳盐吼，并小儿，冲米汁。花名旋伏^②。

三轮草

一名见骨草，又名四方草。味淡，无毒。根黑。治一切风湿，筋骨痛疼，左瘫右痪。

透骨草

一名指甲花。根治一切崩带，风湿瘫痪，筋骨疼痛；用叶子敷一切疔疮肿毒；子名急性子，催生即良。又名小粉团。

金钗草

一名石斛^③。性温，甘，平，无毒。治左瘫右痪，筋骨疼痛，肾虚腰痛，妇科白带。

小味草

一名铁牯牛，又名大肺金。治痧子，气瘰^④，腰痛腿疼，跌打损伤。用酒炒。

---

① 金佛草：现今通用名为"金沸草"。
② 旋伏：即旋覆。
③ 石斛：原作"石解斛"，"解"字衍，据甲、丙、戊本删。
④ 瘰：原字漫漶不清，据甲本补。

凤凰草

性凉，无毒。治一切热毒，消肿清火。治痈疮①，治乳痈，淋症，解烟毒。

挖耳草

一名野烟根。味苦，性凉。治心热湿寒，兼治虚火。炖肉服。

响铃草

味甜，性温、热。耳聋气虚，大补脾肾，女能补用。

莲头草

一名莲房草。治目疾，泻赤白痢疾，洗痔疮瘰②症。

猪拱草

味甘，平，无毒。治五痨，虫胀，妇女白带症。

汉莲草③

又④名鸡肠草，又名墨斗草。止血补肾，治淋崩，退火消肿。男女应效如神。

湖广草

专治咳嗽吐血，喘急⑤白痰，有效。

---

① 痈疮：甲、丙、戊本作"痔疮"。
② 瘰：丙、丁、庚本作"瘘"。
③ 汉莲草：现今通用名为"旱莲草"。
④ 又：己本同，其余各本均作"一"。
⑤ 急：原作"息"，己本同，据其余各本改。

细辛草

一名土细辛。治蛇伤，走表散寒，敷一切恶疮。

鱼香草

去风明目，散痰清①气。

四眼草

治妇女红崩白带，月经不调，退火消肿。

附心草

性热。能调经养血。

退血草

一名散血草。退火，散血，消肿毒，包②跌打损伤。
泡酒服。

明镜草

一名满天星。治红白痢疾，淋症，治蚁③虫塞鼻孔。

铁线草

一名马挽手。治刀砍斧伤，妇人月经产后中风。疗风
疾，消肿毒。气微苦，平，无毒。

---

① 清：甲、丙、戊本作"消"。
② 包：甲本作"泡"。
③ 蚁：甲、戊本作"蚁"，丙本作"蛇"。

对月草

合血①。治疡子，去瘀血生新血，治月经不对。

秤杆草

味苦，性凉。治跌打损伤，风湿麻木，筋骨疼痛。

筋骨草

治筋骨疼痛，兼治风湿麻木。

龙胆草

治目疾流泪，清胆之火，兼治火淋。治黄疸②要药。

星斗草

能杀虫，去毒，止血。

蜈蚣草

性凉，无毒。治一切热毒，涂疮生肌。

怀胆草

治肉痰积，分消气胀，水煎内服③。

清明草

一名天清地白。治咽喉火痛，男人白淋，女子崩带。蒸④肝食能明目。

---

① 合血：疑为"活血"之意。
② 疸：原作"胆"，据文意改。
③ 水煎内服：原作"内煎水服"，据文意改。
④ 蒸：原脱，据甲、丙、戊本补。

瓜子草

一名佛指甲，又名①狗牙草。性凉。消肿，退火，治犬伤。

鱼胆草

一名金盆。性凉。治火淋，敷疮。

癞子草

洗一切风疮。治牛鼻生铁线虫。

竹叶草

性凉。治咳嗽，清火，敷火毒疮。

言须草

治凉咳，散寒用。

光明草

治远年眼目不明，研末蒸羊肝。

猪鞭草

一名猪潦子。治蛇伤，解脚气筋骨。

吊岩草

性凉。退火，解疮毒。

谷精草

治目生白翳，小儿痘后生翳。

---

① 名：原脱，丁本、庚本作"在"，据甲、丙、戊本补。

田中游草

退火。治十①症白带，通经。

猪了子草

治疮肿，解热毒。

小肺金草

花②名土瞿麦。性凉。治一切咳嗽，淋症。用花草功同。

地茄子草③

一名地茄子。治男子遗精，女子白带，顺气散解④。治一切头晕，补气，炖肉服。

六月生草

治五淋白浊，红崩白带，红白痢疾，亦能⑤下乳补虚损。治刀伤跌打。性热，有毒。

九子连环草

治疬子，瘰疬，解毒，胃火，亦名九节虫。

九头狮子草

一名马齿苋。治痔疮肿出血，丹毒疹癣，肿毒，一切恶疮。

---

① 十：甲、丙、戊本作"淋"，义胜。
② 花：甲本作"又"。
③ 地茄子草：甲、丙、戊本作"地扭子草"。
④ 散解：己本同，其余各本均作"散瘀"。
⑤ 亦能：原脱，甲本作"退原烧"；戊本作"退虚烧"；据庚本补。

藤　类

大血藤

味涩。治一切跌打损伤，筋骨疼痛。治吐血，通气，又能治恶毒。

小血藤

一名钻骨风①。性燥，味辛。治风湿麻木，筋骨疼痛，跌打损伤。又名八仙草。涂鱼口肿毒，能十二经络行到②。

左篆藤③

一名金钱风，又名海金沙，又名破网方巾，又名黄金塔。专治淋症，咳嗽，退火，筋骨疼痛。

紫金藤

性涩。治崩症，红淋，筋骨疼痛，跌打损伤。勿多用。

鸡屎藤

味甜，性平。补中气，散血气。补女子肺肝胃气。治小儿疳疾。消虚气。疯犬咬伤。

---

① 钻骨风：甲本作"走骨风"。
② 能十二经络行到：甲、丙、戊本作"能行十二经络要药"。
③ 左篆藤：丙本作"左篆藤"。下"右篆藤"条同。

红茨①藤

一名小和尚头。味咸，性温。治跌打损伤，消散肿毒。女子②能和血气，血虚潮热。

牛马藤

性温。寒脾风，消③肿。风湿麻木，筋骨疼痛。

右篆藤

一名金银花藤。性凉。治口牙痛，筋骨疼痛。叶涂一切恶毒诸疮。

莫娘藤④

味甜，性温。能补气诸血，祛风。子研末蒸肉治淋症神效。散痧，发痘，雀瘼⑤，洗汗斑。

奶浆藤

一名面根藤。治白带，通月经，并五淋。小儿呕吐乳症。

小青藤

一名一支箭。治疬子，消诸疮毒，跌打损伤。味甘

---

① 茨：蒺藜。疑为"刺"之误。
② 女子：原作"女女"，据甲、丙、戊本改。
③ 消：原作"渭"，己本同，据其余各本改。
④ 莫娘藤：甲、丙、戊本作"无娘藤"。
⑤ 雀瘼：甲、戊本作"麻"，丙本作"症"，丁本作"集麻"，庚本作"疮麻"。

平，无毒。治炮伤肿毒。

大风藤

治风湿麻木，通筋节。

石南藤

一名巴岩香。治风湿筋骨，发表，肾水不足，女子崩带。

母猪藤

去风散痰，五种黄病，母猪风。涂疮毒。

排风藤

一名毛秀才。治惊风咳嗽。根治瘰疬，崩带，风火牙痛，开味。去风，消一切风毒。

风 类

透骨风

一名巡骨风，又名过墙风。治跌打损伤，风湿麻木，筋骨疼痛。熬水服。

九节风

一名铁脚大仙。大热，有毒。治一切跌打损伤，风湿麻木，筋骨疼痛，洗一切风毒。

南蛇风

专治风湿瘫痪，筋骨疼痛。

乌骚风

性热。能走表散寒。治腰痛，去风散血。

三角风

一名上树蜈蚣。治筋骨疼痛，风湿麻木。泡酒服，能洗疮毒。

八角风

一名白龙须，又名白金条。性凉，味辛，有毒。治腰疼，去风湿麻木，止吐血，兼治疟疾。筋骨疼痛，跌打损伤，泡酒①。

火麻风

性热。专治四肢骨节风湿麻木。

秀骨风

治风湿，解毒。久年骨节疼痛。

破骨风

一名破麦②风，又名蛮婆风。治风湿，和血脉，骨节痛，清③热。治头风疼痛，又名大马蹄草④。

珍珠风

治风湿麻木，筋骨疼痛，妇人红崩白带，女子月经不调。

三皮风

一名蛇泡草，又名三爪⑤龙。味苦，性凉。治虚弱，咳嗽吐血，兼治痒毛疮⑥。

五皮风

一名地五甲，又名五爪龙。治咳嗽，风寒湿气，跌打

---

① 酒：原作"沲"，己本同，据其余各本改。
② 麦：疑为"膝"之误。
③ 清：原脱，己本同，据其余各本补。
④ 又名大马蹄草：甲、丙、戊本无此六字。
⑤ 爪：原作"瓜"，据戊本改。五皮风条同。
⑥ 疮：甲、丙、戊本作"疔"。

损伤。

兔耳风①

专治风湿，发表②散寒，治咳嗽，治胎③。

牛耳风

专治风湿，散寒湿。

岩的风④

一名水的泥浆。治一切风火热毒。

吊岩风

一名石灰泡。性凉。追风湿麻木，筋骨疼痛，跌打损伤。

鹤虱风

一名野萝卜。有小毒。杀虫，解烟毒。治小儿糖⑤气疝气。消肿，消气，化痰。

土防风

治风寒发表⑥，泻肺气喘急，兼风湿脚气。

---

① 兔耳风：甲、丙、戊本作"鬼耳风"。
② 表：原作"之"，据甲、丙、戊本改。
③ 治胎：甲、戊本作"催胎"，丙本作"催生"。
④ 岩的风：《<分类草药性>药物的基原考订（二）》作"岩滴风"，录之参考。
⑤ 糖：甲、丙、戊本作"糟"，义胜。
⑥ 发表：甲、丙、戊本作"发表邪"。

羊蹄风

治风寒瘫痪，筋骨疼痛。形如癞虾蟆，能通气。

鹰抓风

一名钩藤。钩性燥，味平。治一切风湿筋骨疼痛，左瘫右痪，小儿惊风，走两膀风湿。

矮茶风

一名地青杠。性温，平，无毒。治一切吐血，咳嗽，气痛。

小箭杆风

一名走马胎。性热，味平。治一切风湿筋骨疼痛，左瘫右痪，洗疮。无毒。服用酒炒①。又名刮金板。

---

① 服用酒炒：疑应作"酒炒服用"。

杂 药

火炊灯

一名景天。男子白浊，女子崩带，治一切丹毒。

肥猪苗

一名稀莶草。治一切风湿。九蒸九露，能明目黑发，滋阴养血。

骨碎补

一名石良姜。治风湿筋骨，跌打损伤，生肌止痛。

地柏枝

专治痔疮出血，解热毒，并治咳嗽、汤火伤。

马 勃

一名菜菰。清肺热，解毒。口疮喉症，除湿恶疮烂①。

紫、白地丁

一名蒲公英，又名黄花地丁草。治瘰疬疬子，淋浊，能攻一切诸疮。

老君须

一名婆婆针线包。贴疬子，散毒，通疝气，止鼻血，

---

① 除湿恶疮烂：辛本作"除湿热疮烂"，义胜。

女人白带，头晕，涂疥疮。

爆格蚤

味咸，性热。治凉咳吐血，炖肉吃。子名女贞，是妇科要药。

刘寄奴

治一切跌打损伤，吐血破血，崩漏血淋。叶治刀伤金疮。

何首乌①

一名红内消，又名②夜藤。治疮毒瘰痒，补肾滋阴，肠风下血，耳鸣头眩，消肿。叶箍疮。

老蛇尾

一名蛇须草，又名黑乌骚。研末涂一切恶疮，解毒热。

隔山撬

消食积，下乳，补虚弱③。

开喉箭

一名黄知母，本草名鹅毛也。红黄两种。治喉④火痛，

---

① 乌：原作"鸣"，据甲、丙、戊、庚本改。
② 名：原作"治"，丁、己本同，据其余各本改。
③ 补虚弱：甲、丙、戊本此后有"解酒敷鱼口诸疮解毒"九字。
④ 喉：甲、丙、戊本作"口喉"。

女人白带，攻诸疮初起红肿。

九到箍①

一名铁灯盏②、从六根③、七叶一盏灯、鸳鸯虫。味麻，性凉。搽无名肿毒，治痔疗疮。

山羌活

味辣，性凉。治潮热，时寒火症，筋骨疼痛。

水案板

性凉，温④。治火眼，消肿，女子白带，经水不调，并治臌胀⑤，杖⑥伤，疡子要药。

破铜钱

性甘平，无毒。治跌打损伤，风湿麻木，吐血。

红浮萍

治红白风丹，皮肤瘙痒，三十六种风，瘫痪症。

黄　精

一名老虎姜。气闷，性甜，用开水漂，九蒸九露，炮制如何首乌。性温，能补精养神，开胃健脾。

---

① 九到箍：《〈分类草药性〉药物的基原考订（三）》作"九道箍"，录之参考。

② 铁灯盏：甲、丙、戊本作"铁灯台"。

③ 从六根：疑即"重楼根"。

④ 温：疑衍。

⑤ 臌胀：原作"古胀"，据文意改。

⑥ 杖：原字漫漶不清，据丙、戊本补。

胡天罐①

一名小猫耳朵②。性平，无毒。治血衄，肠风下血，兼能保③胎，敷眼目疼痛。

千年矮

一名小黄杨木。无毒，性凉，味平。治一切风湿头风，九种气痛，红白痢疾。

藕节巴

性甘，平。散瘀除衄，能治虚咳，吐血，白带。

八④棱麻

性热，味辛。治跌打损伤⑤，虚咳，风湿筋骨痛。泡酒饮。

臭牡丹

一名矮童子⑥。味淡⑦，苦。用皮。女补气，治白浊，补虚损，健脾，咳嗽。炖乌骨鸡吃，大补中气。

---

① 胡天罐：《〈分类草药性〉药物的基原考订（三）》作"朝天罐"，录之参考。

② 耳朵：原作"耳多"，据文意改。

③ 保：原脱，据庚本补。甲本作"治"；丙、戊本作"射"，疑为"摄"之意。

④ 八：原作"入"，据甲、丙、戊本改。

⑤ 跌打损伤：原作"跌损打伤"，据甲、丙、戊本改。

⑥ 矮童子：甲、丙、戊本作"牡丹根"。

⑦ 淡：原作"炎"，己本同，据其余各本改。

天门冬

味甘，寒，无毒。入肺肾二经①。清火，补虚，止咳嗽定喘，肺痈痿，润燥之力也。黄贝母为使，忌鲫②鱼。

老鼠刺

清火去毒。治牙痛，明目，散云雾，点翳膜。

水灯心

味淡，平，无毒。清心利水，煅灰吹③喉痹，涂痔疮。

土薄荷

一名麻药，又名癫子草。味辛温，无毒。去风热，开窍，清头耳④，定霍乱，消食下气。治刀伤，洗痘痒，涂诸疮恶毒。

竹简黄

一名简黄芪。味微苦，无毒。治黄肿，解恶毒，能散瘀血。

矮沱树

专治跌打损伤，腰痛，筋骨风湿。

---

① 经：原脱，己本同，据其余各本补。
② 鲫：原作"即"，据文意改。
③ 吹：原作"吠"，据甲本改。
④ 耳：丙本作"目"。

千里光

一名一扫光。治诸疮恶毒、烂①疮，洗可用，煎汤②更佳。

蛇倒退

一名搔羊古。味辛，性温。散③小毒。治一切蛇蜂毒，消瘰疬，治火结恶疮。

金毛狗

一名黄狗脊④。性微温，炒去毛用。能利脐之水。治妇女月经带症，代脉⑤为病。

白头翁

一名一面青。治一切痨伤、牙痛、吐血、痢症。

肉螃蟹

性温、辛，有小毒。专治跌打损伤，敷一切痈肿。

地乌龟

性苦寒。治跌打损伤，风湿筋骨，消肿，吹喉症。

四块瓦

一名四大天王，又名四儿风。治跌打损伤，风湿麻

---

① 烂：原作"滥"，据文意改。"偷油婆"条同。
② 汤：甲、丙、戊本作"高"，疑为"膏"之意。
③ 散：疑应作"有"。
④ 黄狗脊：甲本作"川石黄狗脊"。
⑤ 脉：原作"胲"。据甲本改。

木，筋骨疼痛。

破石珠

一名金线吊葫芦，又名石锋古铃草。治瘰疬，消痈解毒，膀胱疝气。

山慈菇

一名地胆，一名天鹅蛋。味甜，辛，平，有小毒。治痈疽，疗①毒疮疥，磨涂蛇伤，治疡子火毒。酒醋敷恶疮解毒。

松　节

专治鹤膝风，通气和血。松子治痔疮，加大小木通熬酒服。

偷油婆

治一切饮食诸毒。同蜈蚣捣烂包鱼口，消疮，敷结毒，治喉蛾，俱效验。

千脚虫

性辛，有毒。治一切痒疮，敷鱼口痈毒②。

佛顶珠

治蛇伤。解毒，诸淋，退火。涂火疔疮，诸疮未差先白头，泡酒扫毒除肿。

---

① 疗：原作"症"，据甲、丙、戊本改。
② 痈毒：甲、丙、戊本此后有"捣涂"二字。

红、白牛夕[①]

治吐血，通经络，淋症，崩带，跌打损伤，催生行血，又能行气分。

仙人掌

专治气痛。消肿毒，并恶疮。其油固心补气。

通天窍

专治吐血，红症，通大便，行气和血。

女儿红

一名女儿红茶。治崩，红白痢症，血淋，丹田膨胀。叶治吐血。忌酒。用甜[②]酒道痰。人头发对开水两节，治丹田道痰。

露蜂房

治阴症，驱风固齿，杀虫。煎水洗一切疮痒。包头风，酒炒用。

艳山红

红白二种。味甜，性温。治吐血崩症，去风寒，和血。梗叶洗风火疮，同仙人对坐草。

---

① 牛夕：现今通用名为"牛膝"。
② 甜：原作"刮"，据甲、丙、戊本改。

接骨丹[①]

性甘平，无毒。治一切跌打损伤，根皮更佳，叶包伤痕。

诸总管

一名总管鸡。治咳嗽，淋症。补虚，解热毒。又治痢症，血崩。

钓鱼竿

治咳嗽，涂伤消肿，干水。口嚼[②]涂疮生肌。

牛荆条

治跌打损伤，叶敷肿毒。

三颗针

味苦燥。治跌打损伤，痨伤吐血。

鸭脚板

治白淋，消肿毒，调经退火。

铁灯心

治血淋，清火，跌打损伤。

水灵芝

一名石灵芝。退火，消肿。治五淋白浊。

---

① 丹：原作"母"，据甲、丙、戊本改。
② 嚼：原作"舜"，甲本作"咬"，据丙、戊本改。

淫羊霍

治咳嗽，去风。补肾而壮元阳。

青酒缸

一名味草。治吐血咳嗽，消气，开胃，解痘毒。

铁马鞭

性凉，无毒。去小便血淋肿痛，女子经闭不通，清火，刀伤。

水莴苣①

解毒，退火淋，涂诸疮红肿。

夜关门

治一切红崩白带，痢症。又名菌串子。

猫耳朵②

治一切吐血，红痢。

刮经板

治吐血，去风寒痰，消肿，格食症。

鼻血雷

治吐血，伤力，去腰肘之疼痛。

---

① 水莴苣：甲、丙、戊本此条上有"松节巴专治筋骨行气血"十字，本篇前文已有"松节"条，故删。

② 朵：原作"躲"，据文意改。

莲蓬壳

消毒去风，治背花。

山枇杷

治瘰疬疡子，风湿麻木，根治妇人崩漏。

见肿消

一名商陆，又名山萝卜。治一切诸肿。

顺气兰

治一切血气，男子白淋，女子白带。

金银盆

性辛，味苦。治咽喉痛，风寒火牙，涂恶疮。

路边江

性辛、温，味香。善理一切头晕目眩，治一切诸痹眩，专治左右头风，妇女血气要药。

丝瓜壳

治乳肿疼痛，火煅存性，冲酒服。研末调香油涂汤火伤。

瓦　松

专治一切痔疮肿痛出血。煎①水洗熏。

牛毛毡

发散风寒，能除邪。

小打不死

一名罗汉草。治跌损伤，去瘀生新，敷恶毒烂疮。

蹼地雷公

味酸。梗六方，红色，叶青色。治头晕，炖肉服；白痢，叶生用对水服；红痢，用水一大碗①，鸡肉炒黄煮吃，转白发。

---

① 水一大碗：原作"一水一天碗"，庚本作"凉水一大碗"，据甲、丙、戊本改。

根 类

级竹根①

专治牙痛，火淋，天行热狂，返胃。笋汁治耳痛如雷。加片尤良。

蒲草根

专治男子吐血，牙痛水肿，通经，白带，淋症。

甕菜根

专治妇人白带，虚淋，久咳，盗汗。

南瓜根

专治一切火淋、火症，行大肠气胀②，解烟毒。

白茄根

专治风湿，筋骨瘫痪，洗痔疮、冻疮。

奶参根

味温甜③，性平。男子补精神，女子发乳汁，大补元气。

---

① 级竹根：己本同，其余各本作"绿竹根"，义胜。
② 胀：甲本作"火"。
③ 甜：原作"刮"，据文意改。

苎麻根

性温，味甘①。治口燥浊气，疗砍伤跌仆②，敷续筋骨，疯狗咬伤。

石苇根

一名生扯拢。治五痨七伤，五淋，止吐血，刀砍斧伤。

寮叶根

治一切痨伤吐血，崩症，咳嗽，去风。

山焦根

一名茗叶细辛。味麻，性苦。去一身火毒，涂诸疮，鱼毒同。

苦参根

治疮毒，痔疮，肠风下血，阳毒，发狂火风，麻木。洗一切恶疮，除湿。

芫花根

一名金腰带，又名铁牛皮。性大热，治风湿筋骨，跌打损伤。

---

① 性温味甘：原作"味温性甘"，据文意改。
② 仆：原作"卜"，据文意改。

扁蓄根

治泄①泻痢，淋症，膀胱热。根治蚁疮。

白刺根

一名三五甲。治跌打损伤，白带，筋骨痛，风湿麻木。用叶②涂刀伤，生肌。

莞荽③根

治小儿痘症不出，辟四时不正之气。发表散寒，治鼻塞不通。子功略同。

菉葱根④

一名宜男草，又名地人参，俗名金针花。味甜。男滋阴，补神气，能通女子血气，消肿，小儿咳嗽。

杉木根

治五淋，气痛，心腹胀⑤肿，气喘，能治五肿。皮接骨，上挟用，并洗漆疮⑥，神效。

羊霍根

治男子⑦虚淋，白浊，头眩，女人白带，月事经水不

---

① 泄：原作"世"，据文意改。
② 叶：甲本作"皮"。
③ 莞荽：即芫荽。
④ 菉葱根：甲本、丙本作"菉葱根"。
⑤ 胀：甲、戊本作"脚"。
⑥ 漆疮：甲、戊本作"冻疮"。
⑦ 男子：原作"署子"，己本同，据其余各本改。

调，并治吼人①。

桂花根

专治筋骨疼痛，气痛散郁。

刁连根

一名到刁连，形似枣子一样，青巴石上生。性温，味甜。治一切跌打损伤。

香樟根

性香，味辛，无毒。治一切气痛，理痹顺气，并霍乱呕吐，如神。

石竹根

一名竹林稍，一名万花稍。治虚咳，清气火。

嚼连根

一名孟子根，又名打枪子。治黄肿病，酒疾，心膨胀。酒炒合叶用。

金樱根

一名唐果根。治一切红崩白带，月经不调，并治遗精。

通花根

治气胀，消食积，下乳通气，失音，补虚损，通大便。

---

① 吼人：甲本、丁本、庚本作"吼喘"；丙本作"咳喘"。

侧耳根

治五淋，消水肿，去食积胸膈。敷诸疮，补虚弱，消膨胀①。

运药根

味甘、平，无毒。治②气虚耳聋，妇人白带。

梦花根

性温，味辛，收涩。梦遗，女科红崩白带，梅疮。炖肉吃。

吴萸根

治动③气痛，膀胱疝气，阴寒蟹气。叶敷疮肿。

茴香根

治一切气痛，膀胱疝气。茴香虫治气痛如神，并治呃逆。

蓝靛根

味凉，能解诸毒恶疮。捣汁或服或涂，散毒去火。

臭草根

一名英鸡草。味淡，苦。治筋骨痛，女能消④气血，

---

① 膨胀：甲本作"腹胀"。
② 治：甲、丙、戊本此后有"昏"字。
③ 动：甲、丙、戊本作"一切"。
④ 消：甲本作"清"。

两足疼痛，并跌打损伤。

蛇泡根

一名三皮风。治内热虚烧，潮热。叶治肾囊风，熬酒服，并泻洋煤疮①。

泽南根

散破瘀血，消肿败毒，并治跌打损伤。

扁竹根

一名射干。治食积，消饱胀，噷哦子，并治跌打损伤。

山豆根

味苦，无毒。治咽喉虫毒，消肿。泡水饮，无多始效。

史君根

杀虫、开胃、健脾。根煎水服立止咳、呃逆。川楝根功同。兼治小儿。

大力根

一名牛膀子②根。味甜，性刚。治头晕，去风热，眼昏花云翳，并耳鸣耳聋，腰痛。外治③脱肛，补虚。

酸榴根

一名土地榆。治风湿。筋骨疼痛，发表散寒，散血。

---

① 泻洋煤疮：甲、丙、戊本作"洗杨梅疮"，义胜。
② 牛膀子：即牛蒡子。
③ 治：甲、丙、戊本作"痔"，义胜。

木瓜根

味苦涩①，无毒。理足气，风湿麻木。泡酒服。

丝瓜根

治脑漏，痔疮，蛇伤。花、叶、皮涂疔疮，退火毒，消肿。

春花根

一名梦花根。治遗，白浊症，虚淋，杨梅疮。花治失音甚妙。

五谷根

一名打碗子根。淋症，消食积，清火并疝气。

黄葛根

一名红龙须，又名霸王草。杀虫，退火，跌打损伤。治小儿疝气神效。

兰花根

性甜，味苦。花能明目，叶涂诸疮疔肿②，根治妇人白带。

菊花根

解烟毒。治头目眩昏，男子虚淋，女子白带。一名

① 涩：甲本、丙本作"温"；戊本作"性温"。
② 肿：原作"种"，据丙本改。

瑞草。

赤葛根

治失血吐红，筋骨疼痛。

皂药根

味甜性平。治一切女人经水不调。

马桑根

味涩，性过凉。治牙关风火作痛，散湿热，九子烂疡，汤火伤。

山楂根

味甘平，无毒。消中隔之气，去肉积。

白茅根

消瘀血，止咳嗽，吐血。治刀伤，清小肠火。

刺梨根

味苦。止泻止吼。治喉痛吐血，红崩白带。开味。

韭菜根

味辛温。清风热，消食积。治女子痨复①阴阳，明目清昏。补遗精，止鼻血，清虚火，搽甘疮，熏喉蚁痒。

地棕根

一名仙茅草根。补命门相火不足，遗精白浊，带症，

---

① 复：甲本作"虫"。

头痛①耳鸣，补虚损，肾虚阳弱。善能种子。

苟树根②

一名楮树根。治跌打损伤，失红吐血。

杨柳根

一切气痛病③，水肿，黄疸，妇科要药。

槐树根④

治一切吐血，衄血，肾肚肿，破血。其叶发汗去风湿。

枣子根

治吐血，崩症，调经种子，妇科要药。

羊奶根

一名羊屎条。治痔疮，疬子。花治羊毛疔，跌打损伤。

文蛤根

一名耳八蜈蚣，又名五贝根，又名泡未根。治咳嗽，消⑤肿，贴疬子，跌打损伤，调末⑥癣疮。

---

① 痛：甲、丙、戊本作"疼"。
② 苟树根：现今通用名为构树根。
③ 病：甲、丙、戊本作"瘰"。
④ 槐树根：己本同，其余各本作"桃树根"。
⑤ 消：原作"清"，据甲、丙、戊本改。
⑥ 末：原作"米"，丁、己本同，据其余各本改。

黄椒根

一名血灌肠，又名见血飞。味苦，性刚。散血破①气。治风温吐血不止，治②筋骨疼痛。

九虫根

一名百部根，又名鱼目虫。治肺热咳嗽气喘，吼气。去心用。生搽头风，泡酒。

黄泡根

一名木虎泡③。治失红吐血，打末④涂疮之水气不干。

红子根

专治虚劳骨蒸潮热⑤，叶末涂痘疮。

桊子根

专治食积，清虚热，下虚气，消肿⑥。

牛奶根

一名石滚子。味寒，性恶。治跌打损伤，和气行血，天风，补虚清火。

---

① 破：原作"皮"，据甲、丙、戊本改。
② 治：原脱，据甲、丙、戊本补。
③ 木虎泡：己本同，其余各本作"老虎泡"。
④ 打末：原作"灯木"，据甲、丙、戊本改。
⑤ 热：原作"涂"，己本同，据其余各本改。
⑥ 肿：甲、丙、戊本作"胀"。

地瓜根

专治瘰疬疬结，下乳，痘症①，补虚，白带。叶涂疮毒。

黄金根

专治口喉牙痛，痔疮，胃火。子能治气胀，消肿。

三白根②

性热，味苦。消虚气。治妇人赤白带下。

乌泡根

治吐血，咳嗽。并治牙痛，调痨伤。

竹叶根

治刀伤，清火消肿。

姜豆根

治五淋，消食积。

石竹根

性温。补中气并虚损，化痰。

岩豆根

行血和气。治风热③筋骨疼痛。

---

① 痘症：己本同，其余各本作"泻症"。
② 三白根：甲、丙、戊本作"二白根"。
③ 热：己本同，其余各本作"湿"。

香圆根

治风痰咳嗽，理气和血。去皮，酒炒用。

红豆根

治虚气痛，解热毒。

黄荆根

治刀伤，止血，并治痧症，盗汗。

鱼香根

治一切气痛阴寒，红白痢疾。

南木根

一名乌药。发表去风，治蛇伤。

茶香根

治咳嗽，淋症，女人带症。

芭茅根

治咳嗽，淋症，女子带症。

蕨鸡根

治女子红崩白带症①，治男子咳嗽。

霍香根

治霍乱吐血，泄气痛，发表。

① 症：甲本、丙本作"病"；戊本作"并"。

油柿根

治气疾。丹田鼓胀。

野葡萄根

治一切痔疮，又治遗精白浊。

大乌泡根

治男子吐血，女子月事不对。

叫炼子根

治气痛，散痰止①咳，开胸损疾。

和尚头根

治男子吐血，女子月事不对，红崩。

栀子花根

性苦。治妇女②气血不和。

麻柳树根

专治一切筋骨疼痛，风湿。包涂鱼口。叶洗疥疮癣疮③。

臭黄荆根

一名班鹊子④。性凉。清火。治牙痛。叶涂疮生肌。

---

① 止：原脱，据甲本补。
② 女：甲、丙、戊本作"科"。
③ 叶洗疥疮癣疮：原作"叶乱疥疮癣痱"，己本同，据其余各本改。
④ 班鹊子：即斑鹊子。

鸡血李根

味咸，性温。治跌打，散血消气，清凉。女能和气生血，气痛，兼治男子吐血。

刺五甲根

治一切风湿麻木，腰疼膝痛，跌打损伤，强筋壮①骨，五痨七伤，足杆疼痛。

铁梨芭根

治一切跌打损伤，散瘀血，消肿。性平。

水熠烛②根

性凉，苦过。消疠瘰。治白带，补气，消虚火，月经不调。

八月瓜根

专治风湿腰痛，膀胱疝气，治咳嗽。

薅秧泡根

一名三月泡。治吐血，经水不调，跌打损伤。妇科要药。

牛荆条根

专治跌打损伤。叶名见风消，散肿毒。

红苋菜根

破癥瘕痕，血块。煅灰搽鼻蚁子。能补肝明目，去

---

① 壮：原作"将"，己本同，据其余各本改。
② 水熠烛：即水蜡烛。

翳。眼①科要药。

野地瓜根

一名卜地蜈蚣。治瘰疬疡子，下乳，泻症，补虚，白带。叶包疮毒。

牛王刺根

叶名四时青②。消肿，牙痛，跌打损伤。根治腰痛。

冬苋菜根

治妇人白带，虚咳③盗汗，淋症。叶涂诸疮。

大刀豆根

性平，无毒。治跌打④损伤，膀胱疝气，膈噎。煅存性用。

金挖⑤耳根

治一切小腹痛，血分通用，熬酒服。

八月兰根

性温、平，无毒。治妇人月经不调，兼能顺气，红崩白带。

老鼠刺根

一名刺黄连。性凉。去粗皮，泡水，搽⑥火眼，治喉

分类草药性

四六

① 眼：原作"胀"，据文意改。
② 四时青：原作"四时壳"，己本同，据其余各本改。
③ 咳：甲、丙、戊本作"咳嗽"。
④ 打：原作"枉"，己本同，据其余各本改。
⑤ 金挖耳根：即金挖耳根。
⑥ 搽：甲、丙、戊本作"点"。

痛。清火要药。

木浆子根

一名呈茄、味辣子。性温。周身筋骨疼痛，发表，收风寒疹子，去膨胀，理气。

野黄豆根

性微苦。善消一切痈疮①。叶洗诸般痒疮，行血散毒，祛②风有功。

月月开根

治妇人月经不调。花止血，红崩白带。其子壮胎，生子。女科要药。

瓜蒌子根

一名土花粉。止渴清热。治疮毒，下乳，探胎。子化痰止咳，去油用，带去风。带③壳亦功略同。

石地牯牛根

性温，味热。治五痨七伤，咳嗽气痛，淋症。取枪子包鱼口，消肿毒。

---

① 性微苦……痈疮：甲本作"性微苦热善消肿治疔疮"；丙、戊本作"性微苦热善消一切痈疮"；丁、庚本作"性微苦善清一切痈疮"。

② 祛：原作"去"，据甲、丙、戊本改。

③ 带：原作"代"，据文意改。

头 类

鸡公头

一名鸡头枣，又名鸡老盖。味甜，无毒，性温。治一切虚损，妇女崩带，头昏耳聋，吐血，炖肉。

刺春头

一名老刺包，又名破凉伞，又名鹊不占。性凉，味甘。治一切咳嗽，瘰疬，蛇伤，疮毒，秀颈头肿，包鱼口，去皮捣涂。

芭蕉头

性凉寒。解热毒，补虚，开胃，健脾，止渴，狂症。花治心气痛。

苦荞头

一名野荞子。性苦、淡，无毒。治气瘰，补中气，养脾胃①。治疯犬咬伤。

鸡骨头

治胆散，泡酒服。

---

① 胃：原作"贯"，据甲、丙、戊本改。

老萝卜头

一名山地瓜篓。性温。消肿气，止咳化痰，消面积，治痢症甚妙。

皮 类

槐子皮

味苦，性寒①。治肠风淋症，崩痔恶疮，除血热，子炒黄用。疮炖猪大肠。

杉木皮

治五种水肿胎②，或心胀、脚肺③、肾气。

榨树皮

一名檬子树。枝治酒毒，下血，开产门，催生。叶治诸疮，干水生肌。

五甲皮

一名地五甲，又名五爪龙。治咳嗽，去风湿，跌打损伤，筋骨疼痛，发表散寒。

瑜柏皮

治风湿麻木，筋骨疼痛，熬酒④。用枝。

海桐皮

一名梧桐皮、汗胡桐泪。治风湿腰膝。

---

① 味苦性寒：原作"性苦味寒"，据文意改。
② 胎：疑衍。
③ 肺：疑应作"肿"。
④ 酒：甲、丙、戊本作"膏"。

香春皮

一名春颠皮，又名春芽。治下血吐血，发表散寒，攻小儿痘疹。

白杨皮

性涩、微苦。治男子白浊淋，虚咳，清火，白带，酒炒用。蟹虫蟹气，熬水。

紫荆皮

一名白林皮。治火。跌打损伤，咽喉牙痛，女人月经不调，红崩白带，散血止痛，癣疮，杖伤。熬膏。

白鲜皮

一名杨鹊花，又名板①参。性燥味淡。补脾理气虚，风温肝疼，手足麻木，杨梅结毒丹田，炖小肚。

臭春皮

一名雪白皮。治肠风下血，痢疾，血症。去皮，炒焦，包用。

核桃皮

味苦涩，性燥。治筋骨，打血下行，戒烟，蟹胃气痛症。

---

① 板：原脱，据甲、戊、丁、庚本补。

桑白皮

治肺热咳嗽，痨伤。叶收汗，止喘急。

石榴皮

性涩味酸。治泻痢。

冬瓜皮

清水肿痔疮，大健脾。

叶　类共计十六种，热①性所用

霜桑叶

洗眼，去风火，明目消肿。

小麻叶

治跌打损伤，止血。

金竹叶

清火化痰，除火淋症。

椿子叶

治气痛，治②瘀血。

扁担叶

治一切恶毒，痈疮，包鱼口。

荷　叶

去风③清热，解暑。

黄瓜叶

治小儿水泻，消食疾，虚积疾。

---

① 热：甲本作"照"。
② 治：甲、戊本作"消"。
③ 去风：此上原衍"治"字。

笑哪叶

治背淋疮。叶打①面调糖敷，即效。

侧柏叶

治吐血，肠风下血，痢痔，养心安神，除烦润燥。

马桑叶

治一切红白蚁虫，疬子。炖肉服。又治火伤，调香油搽。叶②涂疮子。服效。

慈竹叶

发表③。性温④。其笋烧灰，研细，搽小儿肥疮。

苦竹叶

治烦热，解毒，退小儿潮热。烧汤火伤。

淡竹叶

性凉。治咳嗽气喘，眼痛消火。根治牙痛、咽喉，消气风。又名竹叶门冬青⑤。

枇杷叶

治咳嗽气喘，消肺气胀，逆气，去毛蜜炙用。

---

① 打：原脱，据甲、丙、戊本补。
② 叶：原脱，据甲、丙、戊本补。
③ 发表：此上原衍"治"字。
④ 性温：原作"止"，据戊本改。
⑤ 青：原作"清"，据丁、庚本改。

柿子叶

专治咳嗽气喘，消肺气胀。治气①散。蒂治呃逆。

水竹叶

散寒解烦热，消湿②。

---

① 气：己本同，其余各本作"乳"。
② 湿：丙本作"渴"，义胜。

花 类

红茶花

治吐血，红崩白带，肠风下血，汤火伤。红白两种。

石莲花

味咸性温。治跌打损伤，刀砍斧伤，生肌颇效。叶治一切吐血①。

野红花

补气血，强筋骨。可洗风药②。大者名大蓟，小者名小蓟。治血淋，胀痛，跌打损伤，红崩白带。

芙蓉花

根、花治一切目③疾，补气和血，女人白带④症。

马兰花⑤

一名蠡实，即小木通花。性温凉，治一切跌打损伤，膀胱疝气，崩带。妊妇忌之。叶、花⑥、药根三月间收用。

---

① 一切吐血：底本漫漶不清，据甲本补。
② 药：甲、丙、戊本作"丹"，义胜。
③ 切目：此二字原脱，据甲本补。
④ 带：原脱，据甲本补。
⑤ 马兰花：即马蔺花。
⑥ 花：原脱，据甲本补。

南瓜花

性凉，治咳嗽提音，解毒，久远痼疾。

石榴花

治吐血，妇人月经不调，红崩白带，汤火伤，研末香油涂。

芭蕉花

治头眩昏，气痛散血。

白菊花

清心明目，清肺火，去雾①，流泪，治头风。

野棉花

一名六月寒。治咳化痰，跌打损伤，瘰疬。皮敷疮毒。大小两种，小者乌足鸡，治吐血，补虚。炖肉，夜潮热寒。

鸡冠花

红的治崩症，红淋，红痢。白的治白淋，白带，痔疮。

海棠花

一名一口血。治两肋②疼痛，吐血，跌打损伤。叶青

花
类

五
七

---

① 雾：指云翳，甲、丙、戊本作"云雾"。
② 肋：原作"肠"，据甲、丙、戊本改。

色，梗有红筋，无子照①用不差。

棋盘花

治红崩吐血，根用皆同。红白淡三种。白治带症，虚而种②。妇科要药。

粉糖花

一名蒙花。治一切目疾，气痛，和血。根治女人白带症。

红、白玉簪花

治遗精，失红吐血，气肿并白带，咽喉红肿。根治崩症，牙痛。又名小芭蕉。味咸性温。

---

① 照：原作"頭"，据甲本改。
② 虚而种：原脱，据庚本补。丙本作"虚弱"。

子 类

气桐子

治疝气，消食积，妇人月经。

气柑子

治膀胱疝气。

莱服子

一名萝卜。治①痰喘，消胀气。

火麻子

治跌打损伤，去瘀血，生新血。

金弹子

解毒杀虫，噙牙痛。

金铃子

一名川楝子。治疝气应②痛，杀虫。

油菜子

消虚胀，清肺明目③。

---

① 治：原脱，据甲、丙、戊本补。庚本作"除"。
② 应：甲本作"肿"。
③ 消虚胀清肺明目：底本漫漶不清，据甲本补。

野茄子

治头痛。散风寒，塞鼻。

天泡子

解毒杀虫，噙口痛。叶治天泡疮。

白菜子

治痰喘，消肺气化痰。

青菜子

消肿毒，止血痢，平肝，退白云。

气桃子

治膀胱疝气，遗精，妇①女月经闭塞。又名阴②桃子。

黄栀子

味咸性热。治黄痧，消肿除湿，开窍。男女虚弱。照前分用，应效如神。

黄金子

治一切发痧，气痛，能通十二经络，小儿肚胀如鼓③。

天茄子

一名胡茄子，又名闲④阳花，又名蔓托罗。治跌打损

---

① 妇：原脱，据甲本补。
② 阴：原脱，据甲本补。
③ 鼓：甲本作"斗"。
④ 闲：甲、丙本作"闸"。

伤，追瘀血，通经络。

天葵①子

一名老鼠屎。治疬子，瘰疬，消肿毒，两乳不通，涂杖疮。

秋葵子

一名冬葵子，又名春葵，又名向日经②。治头昏，诸风，下乳，胎气。红根治红崩，白根治白带。炖肉。

吴萸子

治一切疬③子，膀胱疝气，阴寒蟹气，涂疮肿④。

算盘子

性凉。清火⑤，消虚气。治⑥牙痛，淋浊，膀胱疝气。

柏树子

性苦味涩。安神除烦。叶治肠风痔肿，和血并治痢疾⑦，吐鲜血者，兼涂小儿肥疮。

地笋子

一名地藕。和气养血，补精固气。女子虚弱，面白。

---

① 葵：原作"蔡"，形误，改。
② 经：甲本作"今"，丙本作"红"。
③ 疬子："疬"字原脱，据庚本补。甲、丙、戊本作"气痛"。
④ 肿：原脱，据甲本补。
⑤ 火：甲、丙、戊本作"胃火"，义胜。
⑥ 治：原脱，据甲本补。
⑦ 痢疾：原脱，据甲本补。

蛇床子

一名气果，又名双肾子。性平、辛、温，无毒。治膀胱疝气，大补中气，去风除湿①。

---

① 湿：原脱，据甲本补。

香 类

大茅香

一名铁脚毛。性热。治①火咳，散寒。治虚损。

小茅香

性热。走表散寒，清肺热，治咳嗽。

洗手香

一名路边香，又名随手香。治五种筋骨疼痛。

蜘蛛香

一名山当归。治一切瘰疬疡子，肠风下血，疮科要药。气痛，筋骨疼痛，风湿麻木。

满山香

性香，味辛、温。治胃寒气痛，风湿麻木，筋骨疼痛，吐血，跌打损伤。一名搜山虎。

水茴香

一名田根草。味甜性②平。治水消肿，行周身血气。男女同用。

---

① 治：原脱，据甲、丙、戊本补。
② 性：原脱，据甲本补。

青藤香

　　一名蛇参根。味苦性温。治血气痛，能消胀饱胀①。涂疮②搽毒如神。

蓽椒香

　　治一切丹田鸭③青痨要药。

---

①　饱胀：甲本脱，丙本作"顺气"。

②　疮：原脱，据甲本补。

③　鸭：原脱，据丙、戊本补。

莲 类

冬苋莲

味甘无毒。治哦子喉风，咳嗽化痰，跌打损伤，妇科要药。一切血气痛。又名血精草。

朱砂莲

一名透①水雷。味大苦，内黄赤色。跌打损伤，打瘀，气痛，牙痛，吐血要药。

观音莲

一名半边莲。治气痛，蛇咬伤，对酒服。此药出在南川县金佛山。形如莲花，用之应效如神。

见血莲

治疯犬咬伤，去瘀血。

水黄莲

治五种黄疸，哮吼喘急，解毒热，涂火疮。此药出在涪州蔺市生②。

老蛇莲

一名老蛇头。味甘平，无毒。治一切风湿，无名肿

---

① 透：甲本作"过"，戊本作"避"。
② 生：甲、丙、戊本作"河生"。

毒。敷疮，又治男子丹田，女子月经。炖鸡。

独脚莲

治一切恶疮肿毒，末酒搽。

八角莲

一名金魁莲。味苦，无毒。追风散毒。治口喉鼻痛，末酒口噙。又敷一切疮毒，用酒醋搽。

侧树莲

味甜。红入血分，白入气分。治风湿瘫痪，筋骨疼痛，跌打损伤。

龙骨莲

治腰痛，风湿麻木。酒炒用，治腰痛。

白蛇莲

治蛇咬伤，退火。去诸疮肿毒。

山黄莲

性苦能走表，清肺火要药。

椒 类

铁焊椒

一名绿荳青，又名万年青，又名玉灵仙[①]。性凉无毒。治一切咳嗽气喘，清火吐血。

野花椒

清心明目，去风火热毒。洗风湿，泡酒，止气痛。

地胡椒

一名三节[②]剑，又名鹅不食草。治跌打损伤，风湿麻木，杨梅疮痒，解烟毒。

山胡椒

治跌打损伤，能治下气。

---

① 仙：原脱，据丙、戊本补。丁、庚本作"仁"。
② 三节：甲、丙、戊本作"二郎"。

麻　类

土升麻

治伤风咳嗽，女子崩带，发表散寒，头痛发热。

红合麻

治风湿，吐血。贴疡子，并治头风，跌打。用根，酒炒亦可，泡酒亦可。

龙 类

过山龙

一名硕石黄。治吐血，崩带，女子月经不调。治腰痛，食积，生血，理肺气，化痰，兼治瘰疬。大有奇功。

过江龙

一名黄葛，又名岩鸡根。治风湿麻木，筋骨疼痛。发表，咳嗽，红崩白带。

地爪①龙

根治吐血，咳嗽，痢疾。

八抓金龙

味涩②。治一切跌打损伤，风湿筋骨疼痛。叶包损伤，涂一切诸疮，通淋。

---

① 爪：原作"瓜"，据文意改。
② 涩：甲本作"平"。

箭　类

柳皮箭

一名铁秤砣。治跌打损伤，吐血失红，风湿麻木，筋骨疼痛。

一支箭

一名小青藤。治刀斧、跌打损伤，消诸疮毒，并治疬子。

石　类

石泽兰

一名大石①姜豆，又名小泽兰。味苦，有毒。治吐血，腰膝痛，去风除湿，跌打损伤。

石菖蒲

治冷气痛，散寒，开窍，解烦，去风湿如神。

石气柑

治反饱，消食气。治风湿麻木。又名柑子菌芋。

---

① 石：原脱。据甲、丙、戊本补。

菜 类

野油菜

性辛温，味涩。治刀砍斧伤，烂疮，生肌。嚼涂①。沙糖兑服。其渣冲涂神效。

岩白菜

治一切内伤，化痰止咳②，吐血，气喘，淋症。

---

① 涂：此下原衍"糖"字，据甲、丙、戊本删。
② 化痰止咳：甲、丙、戊本作"痰中咳血"。

蒿 类

齐头蒿

一名青蒿。性凉，代温。治伤寒结胸，热症发狂。补五劳七伤，治痔疮，酒毒下血。

苦 蒿

一名茵陈蒿。性香。洗解湿热诸毒。治黄疸。子消水积，心胀，敷疮消肿。

角 类

水八角

味甘，无毒。治妇女诸症，丹田黄肿。

水皂角

治水肿。蒸鸡，利水通淋。

肥皂角

治恶毒痈疽初起，白凡①同捣，敷恶毒。

皂角刺

去风，能攻疮毒。

---

① 白凡：即白矾。

衣 类

龙 衣

治眼胀，头风，煅研涂疮，汤火伤，收湿疮，干水，治疮疾①对酒。

凤凰衣

治小儿惊风，肚痛，煅研涂疮生皮，应效如神。

---

① 疮疾：底本漫漶不清，据丁、庚本补。

校注后记

一、作者、成书年代与版本

《分类草药性》，原名《草药性》，原书不著作者，为多人经验总结而成。其成书年代不晚于清光绪三十二年（1906），所见最早的版本刻于宣统三年（1911）。

笔者共收集七个版本，具体见"校注说明"。《草药性》的三个版本都分上下卷（其中甲本与丙本封面有"天宝神方"字样），首页有神农画像，画像上有数行文字。文字内容甲本与丙、戊本不一样。甲本作"此书名为草药性，神农为民到如今，传与后世为根本，永垂千古不朽名。"丙、戊本作"仰惟神农，植艺五谷，斯民有生，以化以育，虑及天伤，复尝草木，民到如今，悉沾其福。"第二页都有"铁线草""清风藤""乌鸦根""黄英树"四幅植物图。书的末尾都附言"此书神农皇帝采炼制下百草药性一部，以上尽是一切应验之药，认真病症依药性加用百不失一，传下一十三代名医，济世救民。恐有士庶不知官药草药，在铺采辨问明便知是，百发百中。"及"此书草药各种性，农帝尝下百草根，古往今来治世病，莫大之功到而今，余将字迹来改正，重纂新刻实费心，士农工商存一本，家吉人祥万事兴"。《分类草药性》的四个版本无上述特征，且四个本子首页都有"草药性上卷"的字样，但内容上并未分卷，而乙本与丁本则将《天宝本草》附于书后作为下卷。该书与《天宝本草》联系紧密，值得深入研究。

从上述对版本基本情况的梳理，可见《分类草药性》版本的流传具有以下特征。

1. 书名虽不同，内容基本保持一致。《分类草药性》将《草药性》中莲类置于香、椒类之间，衣类置于末尾；"佛甲草""六月生草""满天星"等条目在《草药性》中复出，《分类草药性》进行了删除。

2. 成书应不晚于清晚期。

3. 各个版本虽是一个源头，但是分成两个分支各自流传。甲本是至今发现最早的版本，可以视为源头，它发展出了丙本和戊本，内容上基本沿袭甲本的乙本作为分支发展出了丁、己、庚本。且从流传的时间来看，两个分支同时流传于世。但是《分类草药性》流传更广，影响更大，至民国二十八年（1939）还出了新刊本。

4. 版本很多而流传地域局限。笔者通过调查全国中医药院校图书馆及一些综合性图书馆，并搜索网络上信息，发现该书的版本还有很多，如光绪三十二年合州松林堂本《草药性》、民国丙寅年江中文渊堂藏版《草药性》、民国七年成都三味堂本《分类草药性》以及一些个人手抄本。从整个流传时间以及翻刻次数看，该书流传时间比较长，翻刻频率也很高。从刻印的地方——"重庆""合州""泸州""江中""成都"看，该书基本上只在四川流传。

二、内容特色

1. 按药名分类

本书基本按药名最后一个字（个别按第一个字），分为草、藤、风、杂、根、头、皮、叶、花、子、香、莲、椒、麻、龙、箭、石、菜、蒿、角、衣共二十一类。该分类方法便于按照药名查找，且具有按药用部位和功效分类的特点，易于查找对症药物。如风类草药多具有祛风除湿、解表等功效；香类多具有发表散寒、活血等功效；莲类具有清热解毒等功效等。但是该分类方法有一个问题，即当某药有诸多别名时，就会出现重复，《草药性》各个版本中此问题突出，如"稀莶草"与"肥猪苗"，《分类草药性》对此做了修正。另一个比较突出的问题就是对于既可选词头又可选词尾的药物分类不明确，如"香草""龙骨莲"等。这样就会给查找带来不便。

2. 内容除了记述药性和主治外兼论其他

该书每条基本是先述别名，再论性味，然后是主治和服用方法，且文字简明，突出实用特点。有些条目还简要论述了采收、品种、生长环境、质量以及炮制。如马兰花"三月间采收"；鸡冠花"红的治崩症，白的治白带"；水黄连"出在涪州蔺市河生"；接骨丹"治一切跌打损伤，根皮更佳”；肥猪苗“九蒸九露能明目”等等。

3. 用法简练

本书充分体现民间用药简练方便的特点，尤其是在用法中更是集中体现。如“洗一切恶疮”“一切疮毒用酒醋搽”“贴疡子”“截疟塞鼻”“噙哦子”“治咽喉肿毒泡水饮”“补虚炖肉”等等。

三、对本草学的贡献

1. 丰富了本草学的内容

本书记述了很多其他本草著作中没有的草药以及未收载的药用部位，如“女儿红根”“水八角”“石气柑”等为首载；又如“月季花根”“木浆子根”“栀子花根”等扩大了用药部位。

2. 记载民间用药的活化石

本书不记载官药，只收草药，而且其内容基本囊括了四川地区常用的草药种类和用药治病的经验，从而能隐约辨析出一百多年前四川地区人民对于药用植物以及疾病的认识，如“九到箍”其实是“九道箍”，又名“从六根”，即重楼根，重楼的植物具有密集的环节，叫“九道箍”很贴切。还有如“哦子”“盐吼盐咳”“羊毛疮”“母猪风”等疾病名称，也是四川民间的俗称。

《分类草药性》对本草学做出了一定的贡献，内容特色鲜明，值得进一步研究。

总书目

医　经

基础理论

伤寒金匮

本　草

淑景堂改订注释寒热温平药性赋

方　书

医便

卫生编

袖珍方

仁术便览

古方汇精

圣济总录

众妙仙方

李氏医鉴

医方丛话

医方约说

医方便览

乾坤生意

悬袖便方

救急易方

程氏释方

集古良方

摄生总论

摄生秘剖

辨症良方

活人心法（朱权）

卫生家宝方

见心斋药录

寿世简便集

医方大成论

医方考绳愆

鸡峰普济方

饲鹤亭集方

临症经验方

思济堂方书

济世碎金方

揣摩有得集

瓯斋急应奇方

乾坤生意秘韫

简易普济良方

内外验方秘传

名方类证医书大全

新编南北经验医方大成

临证综合

医级

医悟

丹台玉案

玉机辨症

古今医诗

本草权度

弄丸心法

医林绳墨

医学碎金

医学粹精

医宗备要

医宗宝镜

医宗撮精

医经小学

医垒元戎

证治要义

松厓医径

扁鹊心书